SOCIÉTÉ DE MÉDECINE
DE CAEN

RAPPORT SUR L'ÉPIDÉMIE
DE
CHOLÉRA MORBUS
QUI A RÉGNÉ A CAEN, EN 1865-1866

FAIT A LA SOCIÉTÉ DE MÉDECINE PAR M. LE ROY, RAPPORTEUR

Au nom d'une Commission composée de MM. MARTIN, *président ;* BOURIENNE *secrétaire ;* MAHEUT, ROULLAND *et* LE ROY.

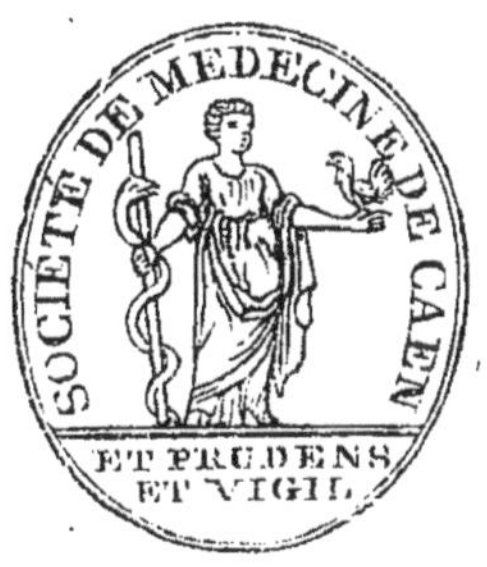

CAEN
F. LE BLANC-HARDEL, IMPRIMEUR-LIBRAIRE
RUE FROIDE, 2

1868

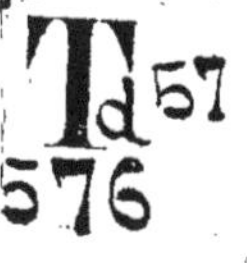

SOCIÉTÉ DE MÉDECINE
DE CAEN

RAPPORT SUR L'ÉPIDÉMIE
DE
CHOLÉRA MORBUS

QUI A RÉGNÉ A CAEN, EN 1865-1866

FAIT A LA SOCIÉTÉ DE MÉDECINE PAR M. LE ROY, RAPPORTEUR

Au nom d'une Commission composée de MM. MARTIN, *président;* BOURIENNE *secrétaire;* MAHEUT, ROULLAND *et* LE ROY.

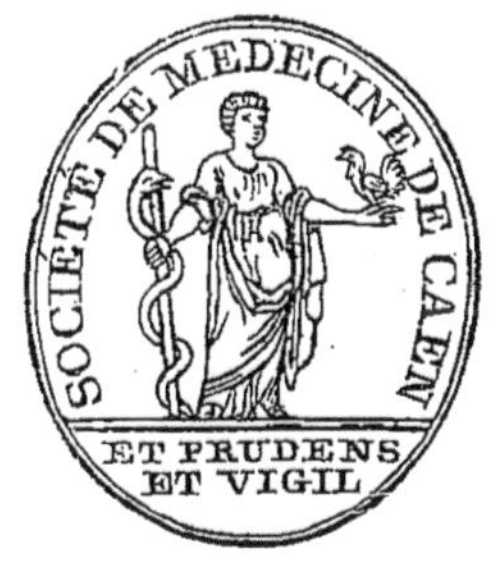

CAEN
F. LE BLANC-HARDEL, IMPRIMEUR-LIBRAIRE
RUE FROIDE, 2

1868

RAPPORT

SUR

L'ÉPIDÉMIE DE CHOLÉRA MORBUS

QUI A RÉGNÉ A CAEN, EN 1865-1866

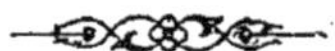

Vérité dans la science,
Moralité dans l'art !

MESSIEURS,

En 1865-1866 le choléra se manifesta à Caen et dans une grande partie du département. En présence du terrible fléau, le Conseil d'hygiène, la Société de médecine, s'occupèrent avec ardeur de l'épidémie. Chacun s'empressa de fournir sa part d'observations, de communications. Depuis cette époque, il faut bien l'avouer, ces documents étaient enfouis dans les archives de ces Sociétés, lorsque, vers le milieu de décembre 1867, parut sur cette épidémie un rapport officiel, adressé par M. Denis à M. le Préfet, qui nous fit espérer que ces faits ne seraient pas perdus pour la science.

Vous avez tous lu ce Rapport, Messieurs; tous, vous avez été frappés des erreurs et des lacunes qu'il renferme; tous, vous avez été émus surtout de l'esprit qui a présidé à sa rédaction. Aussi, sous l'influence des sentiments que vous a inspiré cette lecture, vous avez chargé une Commission, composée de MM. Martin, président; Bourienne, secrétaire; Maheut, Roulland et Le Roy, de coordonner tous ces matériaux; de les comparer avec ceux consignés dans le travail du médecin des épidémies, et de vous présenter un rapport destiné à être communiqué à M. le Préfet, ainsi qu'à l'Académie.

C'est ce travail, Messieurs, que, comme rapporteur, j'ai l'honneur de soumettre aujourd'hui à votre appréciation.

Nous examinerons le Rapport du médecin des épidémies à un double point de vue : côté scientifique, côté moral.

Envisagé au *point de vue scientifique*, nous pouvons affirmer tout d'abord que ce travail n'est pas sérieux. Cette affirmation n'étonnera pas même l'auteur : il ne s'est pas proposé, soyez-en sûrs, de faire une œuvre de science. Ce n'est pas là son but, il a d'autres desseins. En effet, répandu à profusion dans la ville et en dehors, annoncé par les journaux politiques, son Rapport n'a pas été présenté aux Sociétés savantes capables d'en apprécier la valeur. Bien plus, lorsqu'on a voulu le discuter au Conseil d'hygiène et à la Société de médecine, l'auteur, plutôt que d'accepter loyalement les débats, l'a soustrait à l'examen et à la critique en se retranchant derrière des articles de réglement (1). Précautions superflues ! Car, dans l'intérêt de la science, le corps médical ne pouvait accepter que l'Académie impériale de médecine et nos successeurs au Conseil d'hygiène fissent, avec un document si incomplet, l'histoire des épidémies cholériques de notre contrée ! — Essayons donc de rendre aux faits, que nous avons vus aussi, leur véritable physionomie.

Afin de mieux faire saisir les différences qui séparent ce travail de celui du médecin des épidémies, nous

(1) Séance du 21 janvier.

suivrons l'ordre adopté par l'auteur dans son Rapport, et nous nous occuperons seulement du choléra *à Caen*.

Développement du choléra à Caen, en 1865-1866.

Pour la quatrième fois, depuis trente-cinq ans, le choléra a visité la France. Nées dans l'Inde, les trois premières épidémies nous sont venues par le Nord. L'épidémie de 1865 a suivi une autre voie : partie encore de l'Inde, elle est arrivée à La Mecque avec les pélerins en *mai* 1865; de là, elle a passé à Alexandrie, d'Alexandrie à Marseille et à Toulon du 11 *au* 16 *juin*, et enfin à Paris le 20 *septembre*.

A Caen, la maladie a débuté par quelques cas isolés et disséminés. Puis, ces cas isolés en s'aggravant et se multipliant ont constitué l'épidémie.

Ainsi, dans la séance du 19 décembre 1865, de la Société de Médecine. M. Delangle rapporte qu'au printemps, il a observé un cas de choléra bien confirmé chez un jardinier de Venoix. Cet homme a guéri.

Dans la même séance, M. Lemeray ajoute qu'il a eu aussi un cas de choléra bien confirmé, chez une femme, rue St-Sauveur, au moment où le fléau paraissait sur les bords de la Méditerranée. Cette femme a guéri.

Le 23 juillet, M. Le Chevallier a vu un homme atteint du choléra confirmé, rue de Bretagne. Cet homme a guéri.

Le 2 août, M. Denis a observé le choléra chez un enfant de 9 mois. Il a guéri.

Dans la séance du 19 décembre 1865, M. Le Chevallier relate l'histoire d'une femme âgée, atteinte du choléra confirmé, en août dernier, qui, à sa grande surprise, a guéri.

M. Faucon a aussi observé, en août, 3 cas de choléra bien constaté, chez 2 enfants et 1 militaire. Tous ont guéri. (Séance du 2 janvier 1866.)

M. Liégard (Léon) cite l'observation d'une femme demeurant rue St-Jean, qui mourut du choléra au mois de janvier 1866, et qui avait éprouvé des accidents cholériques graves, dont elle avait guéri, au mois d'août 1865.

M. Bourienne a eu 2 cas de choléra, en août et en septembre, rue du Gaillon, 1 femme et 1 enfant. Tous deux sont morts.

Le 17 septembre 1865, 1er cas observé à Vaucelles par M. Leprovost, sur un homme de 30 ans, charron, demeurant rue de Falaise, vers le bureau d'Octroi, par conséquent dans la partie la plus élevée du quartier. Ce malade a guéri. Il n'avait eu aucun rapport avec des étrangers, n'avait fait aucun voyage antérieurement et ses habitudes n'avaient subi aucun changement.

Le 6 octobre, M. Vastel en observe un cas sur un jeune militaire, à l'Hôtel-Dieu, lequel sortait parfaitement guéri le 24 du même mois.

Le 15 octobre, M. Leprovost observe un nouveau cas, sur une femme, âgée de 74 ans, demeurant rue St-Paix, 14, encore dans une des positions les plus élevées de Vaucelles. Cette femme est morte le cinquième jour.

Le 31 octobre, M. le comte d'A..., rue Guilbert, arrivé de Paris, depuis 2 jours, est pris du choléra et meurt au bout de 4 jours. (Vu par M. Vastel.)

Le 10 novembre, M. Liégard père a donné des soins à une demoiselle, demeurant rue St-Jean, et atteinte du choléra. Elle a succombé.

Enfin, dans le courant du mois de décembre (le 12 à

Vaucelles, le 15 à l'Hôtel-Dieu, le 24 au Vaugueux), les cas se multiplient et s'aggravent tellement que l'épidémie est constituée. Elle dure jusque vers le 5 ou le 6 février 1866.

Si nous rapprochons les dates de l'apparition de ces différents cas à Caen, des principales époques de la marche générale de l'épidémie de 1865, nous trouvons :

Que M. Delangle a observé le choléra à Venoix, au printemps, avant son arrivée à La Mecque ;

Que M. Lemeray, en a vu un 2e cas, rue St-Sauveur, au moment où le fléau paraissait sur les bords de la Méditerranée ; que, jusqu'au 20 septembre 1865, moment de son apparition à Paris, 12 individus avaient été atteints à Caen, dont 2 sont morts ; qu'enfin, jusqu'à la constitution de l'épidémie dans notre ville, 16 personnes ont été atteintes, sur lesquelles 5 sont mortes.

Ainsi, la ville de Caen était, depuis le printemps de 1865, jusqu'au mois de décembre de la même année, sous l'influence d'une constitution médicale bien prononcée, celle du choléra sporadique.

Ces faits isolés et assez nombreux, qui ont précédé l'épidémie, sont pour la plupart ignorés de M. Denis. Et cependant, vous le voyez, s'il avait consulté les procès-verbaux de la Société de Médecine, s'il avait pris des renseignements auprès de ses confrères, il les aurait constatés comme nous.

Épidémies antérieures.

Épidémie de 1832.—Dans la séance du 19 juin 1832, de la Société de Médecine, 3 cas de choléra sont indiqués à Benouville, dont 2 mortels et 1 suivi de guérison.

Le 17 juillet 1832, une discussion générale sur le choléra s'engage dans le sein de la Société, mais les détails manquent.

En dehors de la Société, les relevés de l'état civil constatent, pour Caen, 91 *décès*.

En juillet 1832, M. Bourienne père a observé 4 cas de choléra, à Mondeville, hameau de Clopée.

Quant au traitement, ce qu'il y a de certain, dit M. Liégard père, « c'est que les plus remarquables « succès que nous ayons obtenus en 1832, à la Déli- « vrande, l'ont été par de fortes applications de sang- « sues. Voici un passage du Rapport que nous adressions « à la Préfecture, à la fin de cette meurtrière épidémie. « Bien des fois après une large application de sangsues, « nous avons vu la langue se réchauffer, le pouls se « relever, une réaction puissante se déclarer et une « sueur générale couvrir les malades. » Nous tenons de M. Lantier, alors interne, que les cholériques de l'Hôtel-Dieu furent divisés en 2 catégories, dont l'une fut confiée aux soins de M. Le Sauvage et l'autre à ceux de M. Trouvé. Celui-ci employa les excitants, le système Magendie, celui-là le système de Broussais. L'épidémie terminée, on compta les morts, et le nombre des décès se trouva moins considérable dans le service de M. Le Sauvage que dans celui de M. Trouvé. L'auteur n'a donc pas de raisons suffisantes pour blâmer l'emploi des émissions sanguines dans le choléra.

Épidémie de 1849. — Dans la séance de la Société du 5 *juin* 1849, M. Lafosse signale un cas de choléra asiatique, à l'Hôtel-Dieu. M. Liégard père ajoute qu'il y en a déjà eu 13 *à Courseulles*, dont 9 morts et qu'il s'est rencontré auparavant, nombre de cholérines dans les environs.

Dans la séance du 19 juin, M. Lafosse annonce qu'il a observé depuis quelques jours plusieurs cas de choléra à l'Hôtel-Dieu.

Dans les séances du 3 et du 17 juillet, une discussion générale s'engage sur le choléra et son traitement, sans détails particuliers.

En dehors de la Société, nous avons trouvé dans le t. XXVIII des *Mémoires* de l'Académie, p. 216, à l'article marche de l'épidémie de 1849, dans les départements, pour le *Calvados* : « apparition dans l'arrondissement « de Pont-l'Evêque, à Honfleur, le 10 mai ; dans l'ar- « rondissement de Caen, à Cresserons, le 15 juillet; dans « l'arrondissement de Lisieux, à Lisieux, le 19 juin ; « dans l'arrondissement de Bayeux, à Arromanches, le « 17 septembre. »

Suivant les tableaux déposés dans les archives de la ville, c'est le 1er *juin* que le choléra a paru à l'hôpital et le 11 mai en ville. On a compté à l'Hôtel-Dieu, du 1er juin au 18 septembre 1849, 77 cas, sur lesquels il y a eu 44 décès. De plus, les relevés de l'état civil pour Caen accusent 106 décès.

Ces données, jointes aux chiffres de la mortalité dans l'épidémie de 1849 qui, suivant M. Briquet, a été en moyenne de 1 décès sur 2 malades, nous permettent d'établir pour Caen la statistique de l'épidémie de 1849.

Hôtel-Dieu. .	77 cas	44 décès	33 guérisons.
En ville. . .	124	62	62
	201	106	95

Épidémie de 1854. — Nous n'avons point trouvé de documents sur cette épidémie dans les procès-verbaux de la Société.

En dehors de celle-ci, M. Bourienne fils, dans une note qu'il nous a remise, cite 4 cas de choléra observés par lui, le 26 août, le 2 septembre et les premiers jours du même mois ; 3 des sujets atteints de l'épidémie sont morts et 1 a guéri.

Les relevés de l'état civil pour 1854, indiquent 74 *décès* pour la ville de Caen. — De plus, suivant un dossier de tableaux journaliers, formés par M. Yves, à la Mairie et déposé aux Archives, l'épidémie a duré du 19 août au 11 décembre 1854. A l'Hôtel-Dieu, on a compté 66 cas, dont 62 survenus dans l'établissement, et 36 décès.

Avec ces éléments, il est encore facile d'établir, pour la ville de Caen, la statistique de l'épidémie de 1854 :

Hôtel-Dieu. .	66 cas	36 décès	30 guérisons.
En ville. . .	76	38	38
	142	74	68

En résumé, dans ces trois épidémies, *Caen n'a point été, dans le département, le premier point envahi* : en 1832, c'est Benouville ; en 1849, Honfleur, Courseulles ; en 1854, Langrune, Lion-sur-Mer.

Si le médecin des épidémies, au lieu de prendre dans les journaux politiques du temps ses renseignements, les eût puisés à des sources plus scientifiques, il n'aurait pas dit :

« Qu'en 1849, comme en 1865, Caen est, dans le « département, le premier point envahi ; — que 2 cas « sont signalés à l'Hôtel-Dieu le 23 juin, lorsque M. La« fosse, dans la séance du 5 juin, cite 1 cas de choléra « à l'Hôpital. » — Enfin, il n'aurait pas donné pour la mortalité de chaque épidémie des chiffres bien inférieurs à ceux de la réalité.

Ainsi, pour 1832,	77 décès, au lieu de	91.	Erreur	14
1849,	60	106.	—	46
1854,	0 quand on en trouve	74.	—	74

TOPOGRAPHIE DE LA VILLE DE CAEN.

Conditions hygiéniques.

Nous n'irons pas fouiller, avec l'auteur, les annales de la science pour vous rappeler les opinions de nos devanciers sur les conditions hygiéniques de la ville de Caen, parce que, depuis le commencement de ce siècle, des améliorations si nombreuses et si importantes ont été réalisées, que ce qui a pu être vrai il y a 60 ans ne l'est plus aujourd'hui.

Nous arrivons directement à l'état actuel.

Caen, situé au confluent de l'Orne et de l'Odon, se prolonge par ses faubourgs sur les coteaux qui bornent la riante vallée qu'arrosent ces rivières. A peu de distance de la mer, le flux et le reflux se font sentir le long de l'Orne jusque dans l'intérieur de la ville. Les vents dominants sont en général les vents ouest, sud-ouest, nord-ouest, et rarement ceux du nord-est. La température y est assez variable. Quant à son sol, nous devons à l'obligeance de M. Morière la note suivante :

« Toute la partie ouest de la ville de Caen se trouve « placée sur un diluvium constitué par une argile jaunâtre, un peu sablonneuse, qui recouvre notre pierre « de Caen et qui supporte elle-même une couche de « terre végétale. Certains quartiers, le château, les « faubourgs de Vaucelles et de Calix, sont construits « sur le calcaire de Caen. Les parties les plus basses « de la ville : St-Jean, une partie des paroisses de

« St-Pierre et de Notre-Dame reposent sur une glaise « dont l'épaisseur varie de 6 à 10 mètres, et qui doit « être attribuée à des alluvions tranquilles de la rivière « d'Orne. Le sous-sol est généralement mouillé ; il « affecte parfois une couleur bleuâtre due à du phos- « phate de fer pulvérulent, renferme assez fréquem- « ment des détritus végétaux et même des lits de tourbe, « dont l'épaisseur n'atteint pas, dans certains endroits, « moins de 2 mètres, comme celui qu'on a rencontré « en forant le puits des Bains et Lavoirs de la ville de « Caen. »

M. Briquet, qui a publié en 1850 un traité pratique et analytique du choléra, qui a été chargé du rapport fait à l'Académie sur les épidémies de choléra qui ont régné de 1817 à 1850, dit : « *que Caen est une ville sa-* « *lubre, bien bâtie, bien aérée et occupée par une popula-* « *tion relativement aisée.* »

Cette appréciation des conditions hygiéniques de Caen, faite par le savant académicien, est confirmée tous les jours par l'expérience. Quelle n'a donc pas été notre surprise de voir M. Denis nous condamner à perpétuité à l'influence des miasmes marécageux, et par conséquent aux accidents intermittents et aux atteintes du fléau (p. 9 et 11) !

Heureusement ce n'est pas là un jugement sans appel. A ces assertions du médecin des épidémies, nous opposerons : — l'opinion de M. Briquet, que nous venons de faire connaître ; — les résultats de l'observation la plus vulgaire. En effet, l'expression pathologique des miasmes marécageux, c'est la fièvre intermittente. Or, l'expérience démontre que les accidents paludéens sont très-rares à Caen. Bien plus, ceux qui sont pris de ces fièvres vers l'embouchure de l'Orne, viennent à Caen pour se guérir et y trouvent la guérison; ainsi que M. Bourienne père, qui depuis plus de quarante ans est médecin de la Douane, l'a observé tant de fois. — En 1832, 1849, 1854 et 1865, Caen a payé à l'épidémie un tribut assurément trop considérable, mais léger relativement au chiffre de sa population. — Enfin, ce ne sont pas les départements, et dans les départements les localités, qui sont le plus soumis à la funeste influence des miasmes marécageux, qui sont le plus exposés aux épidémies cholériques. En effet, existe-t-il un département qui soit plus stérile, plus humide et plus marécageux que celui des Landes? Eh bien! c'est un des onze départements qui n'ont jamais été envahis par l'épidémie. Dans le Calvados, Dives et Isigny ont été épargnés.

C'est donc bien à tort que, par des assertions erronées, on a effrayé la population de la cité!

Causes.

Vous savez tous, Messieurs, que le choléra épidémique est originaire de l'Inde, que tantôt il s'épuise aux lieux où il a pris naissance; que d'autres fois, au contraire, emporté au loin, il franchit les limites de cette contrée et va dévaster des pays où il ne surgit jamais spontanément.

Ce qu'il y a donc d'important à indiquer, ce sont les causes qui favorisent son développement et son extension dans une localité déterminée, puisque c'est sur leur connaissance approfondie qu'est basée la prophylaxie. Étudions-les donc avec soin pour Caen.

Parmi les causes *prédisposantes générales*, on regarde ordinairement l'été, une température élevée, comme favorisant le développement de la maladie. Dans notre contrée, cela est vrai pour les trois premières épidémies qui ont régné : celle de 1832, pendant les mois de juin, juillet et août ; celle de 1849, du 1er juin, et même du 11 mai, au 18 septembre ; et celle de 1854, du 19 août au 11 décembre... Mais cela ne l'est plus pour la dernière, qui s'est manifestée pendant les mois les plus froids, les plus rigoureux de l'hiver (du 12 décembre au 6 février). Voici, du reste, ce que nous trouvons dans une note qui nous a été transmise, avec la plus grande obligeance, par M. le Directeur de l'École normale :

« 1° État hygrométrique de l'air pendant les mois de novembre, décembre 1865 et janvier 1866.	Rien de spécial.
« 2° Hauteur barométrique pendant les mêmes mois.	Rien de particulier.

« 3° *Météorologie.* — Température : le 12 décembre « 1865, sur le soir, le froid se développe au-dessous de 0 « et se maintient les jours suivants en agmentant d'in- « tensité. Du 11 au 14, gelée ; à partir du 14 décembre « au soir, la température s'élève jusqu'à 6 degrés au- « dessus de 0, pour redescendre au-dessous les 24 et « 25 du même mois. Pendant le mois de janvier, la tem- « pérature a été, en moyenne, de 6 degrés au-dessus « de 0. — Du brouillard s'est montré le 14 décembre, « il a persisté les 17 et 18 en s'épaississant, et les 23, « 24 et 25 décembre il était très-épais ; puis il a été en « diminuant. — La quantité d'eau tombée a été, en « novembre, de 0,086 millim. ; en décembre, de « 0,019 millim. ; et en janvier 1866, de 0,086 millim.— « Les vents qui ont soufflé le plus souvent pendant le

« mois de décembre sont le S.-E., le S.-O , et plus ra-
« rement le N.-E. Pendant le mois de janvier, c'est
« principalement le S.-O. »

On n'a rien remarqué de particulier dans l'état électrique de l'air. Il est hors de doute que la composition des eaux exerce de l'influence sur les organes digestifs. A Caen, les eaux ont tous les caractères d'une bonne eau potable. Les villes qui sont traversées par des fleuves dans lesquels le flux et le reflux se font sentir, sont les plus exposées à l'invasion du mal; Caen est dans cette condition. — Dans une même localité, on voit certains points plus frappés les uns que les autres : tels sont surtout les lieux bas et humides. Si cela est vrai pour la rue Coupée et les Quais, cela ne l'est plus pour Vaucelles et le Vaugueux, où la maladie a fait beaucoup de ravages. — Il est acquis, relativement au sol, que les terrains d'alluvion favorisent le développement du choléra. Ces terrains se rencontrent dans les parties basses de la ville; mais ils n'existent plus à Vaucelles et au Vaugueux.

Parmi les causes *prédisposantes individuelles*, relativement au *sexe*, les femmes ont été atteintes en plus grand nombre que les hommes. — Quant à l'*âge*, « à
« l'Hôtel-Dieu, tous les militaires atteints, dit M. Vastel
« dans son excellent Rapport, étaient jeunes et de
« bonne constitution. Parmi les hommes civils, ce sont
« les deux extrémités de la vie : l'enfance et la
« vieillesse qui ont été le plus fortement atteintes, la
« vieillesse surtout. Nous pouvons dire ici, par antici-
« pation, que les petits garçons, toute proportion
« gardée, ont été malades en bien plus grand nombre
« que les petites filles : 6 garçons sur 25 hommes;
« 6 filles sur 85 femmes. — Contrairement à ce que

« nous avons observé pour les hommes civils, et encore « bien que les deux extrémités de la vie n'aient pas été « épargnées, c'est dans la partie moyenne de l'existence, « au moment de leur plus grande force, que les femmes « ont été le plus souvent atteintes. » (Compte moral des Hospices, 1865, p. 21, 22 et 23.) A Vaucelles, nous avons relevé les chiffres suivants :

Au-dessous de 15 ans.	22 garçons	8 filles.	Total 30
Entre 15 et 60 ans. . .	21 hommes	38 femm.	— 59
60 ans et au-dessus. .	3 —	16 —	— 19
			108

En ne considérant que ces chiffres, c'est dans l'âge moyen que le plus grand nombre de personnes ont été atteintes; puis vient l'enfance et en dernier lieu la vieillesse. Mais, si on réfléchit qu'à 60 ans la population est de 2/3 de fois moins forte qu'à 20 ans; qu'à 70 ans elle n'est plus qu'un quart, on verra que le chiffre 19, qui indique le nombre des individus atteints au-dessus de 60 ans, n'est pas le moins fort. — « L'influence des « *professions* ne nous offre rien de bien saillant, dit « M. Vastel, les hommes, comprenaient 23 militaires et « 25 civils. De ceux-ci, 13 exerçaient des métiers plus « ou moins pénibles : journaliers, forgerons, manœu- « vres, etc.; 5 étaient employés dans l'Hôtel-Dieu et « en contact continuel avec les malades, 1 était écrivain, « 6 étaient enfants. Pour les femmes, les travaux sé- « dentaires, ceux auxquels se livrent le plus grand « nombre des femmes dans notre ville, sont aussi ceux « qui nous ont donné le plus de malades : 55 sur 85. « Quant aux 30 autres femmes, les professions étaient « diverses. » (*Loc. cit.*, p. 22 et 23.) — Nous avons observé que, dans tous les quartiers de la ville, le fléau a plus particulièrement sévi sur les classes pauvres, entassées dans des logements humides, étroits, malpropres, mal aérés, peu éclairés; dont la nourriture était mauvaise ou insuffisante ; qui abusaient des boissons alcooliques; qui étaient affaiblies par les excès, les émotions morales, les fatigues, des troubles du tube digestif, des maladies débilitantes.

On a remarqué qu'aussitôt que les malades du choléra sont arrivés dans les hôpitaux, il s'y développe ce qu'on appelle les *cas intérieurs*. Cela a été observé à l'Hôtel-Dieu : « Les militaires, au nombre de 23, dont « plus de la moitié (15) ont été pris du choléra dans « les salles mêmes de l'Hôtel-Dieu. Les hommes civils « ont été en nombre à peu près égal à celui des mili- « taires : 25 au lieu de 23, et, comme ceux-ci, ils « venaient en grande partie de l'Hôtel-Dieu, 10 sur 25. « Les femmes, au nombre de 85, ont formé la grande « majorité de nos malades. Deux sources principales « ont fourni à peu près les 2/3 de cette catégorie, « l'Hôtel-Dieu et le monastère de la Charité. Le pre- « mier de ces établissements en a fourni 28; le second « 30. Il y a eu cette différence que les femmes malades « prises dans l'Hôtel-Dieu l'ont presque toutes été dans « la première moitié de l'épidémie, tandis que celles « venant de la Charité n'ont été atteintes que dans la « deuxième moitié. » (*Loc. cit.*, p. 21 et 22.) « Ce chiffre « de 53 cas intérieurs, ajoute M. Denis, est énorme, « eu égard surtout à la population de l'Hôtel-Dieu alors « très-restreinte. Elle ne dépassait pas, y compris les « religieuses, les internes, les gens de service, le « nombre de 150 (p. 21). » D'après M. Yves, il y avait alors au minimum 167 malades, 77 employés et 46 religieuses : total 290, au lieu de 150 annoncés par l'auteur. C'est donc une inexactitude que nous relevons en passant. — Un seul cas a été observé à la prison de Caen par M. Le Chevallier ; deux à la maison centrale de Beaulieu par M. Postel, sur un gardien et un détenu. Le Bon-Sauveur, les établissements d'instruction publique ont été complètement indemnes dans la dernière épidémie.

A l'énumération de ces diverses causes, bien incomplètement faite par le médecin des épidémies, celui-ci rattache une question très-importante : celle de la contagion. « Nous ne pouvons dissimuler, dit-il, que les faits « que nous avons recueillis à Caen, Demouville, Langrune, Anguerny, Anisy, Grandcamp, militent singu- « lièrement en sa faveur. » (P. 12.)

Nous regrettons que l'auteur, dans un rapport qui semble plutôt fait pour les gens du monde que pour le monde scientifique, se soit prononcé d'une manière aussi positive. Nous savons que la doctrine de la transmissibilité du mal Indien a gagné du terrain dans ces derniers temps. Mais elle est encore bien loin d'être généralement admise, et en attendant qu'elle soit acceptée par tous, nous pensons que le médecin des épidémies eût mieux fait d'imiter la sage réserve de MM. Vastel et Le Prestre, dans leurs rapports à l'administration, du Conseil d'hygiène et surtout de l'Académie de Médecine dont le rapporteur s'exprime ainsi : « Parmi les observateurs, les uns admettent la faculté « qu'aurait le choléra de se communiquer ; les autres « nient cette transmissibilité. Votre Commission, comme « vous devez bien le préjuger, n'a voulu prendre aucun « parti pour ou contre (*Mém. Acad.*, t. XXVII, p. 191). » Ces paroles sont d'autant plus remarquables dans la bouche de M. Briquet, que cet honorable académicien est, dans son ouvrage, partisan de la contagion. — Examinons maintenant les faits sur lesquels l'auteur s'appuie pour adopter la contagion.

Les deux faits invoqués par M. Denis pour expliquer une certaine correspondance, entre le développement du choléra à Caen et celui qui existait encore à Paris à cette époque, lui semblent à lui même si peu probants que nous n'y insisterons pas (p. 13). — « Il accorde « plus d'importance au voisinage de la gare. Le quartier « de Vaucelles, ajoute-t-il, où l'épidémie prenait « naissance, le 12 décembre, rue de Falaise, renferme « la gare où, chaque jour, de la capitale infectée, « arrivaient, en grand nombre, hommes et marchan- « dises. » Or, MM. Chancerel et Maheut, médecins du Chemin de fer, M. Leprovost, qui demeure dans le voisinage de la gare, déclarent que, pendant toute la durée de l'épidémie, pas un seul employé de la gare, tant dans le personnel sédentaire que dans le personnel mobile, n'a été atteint du choléra à Caen. Les familles de ces employés ont joui aussi de la même immunité. De plus, le malade atteint le 12 décembre à Vaucelles, n'a eu ni rapports directs ni rapports indirects avec la gare, contrairement à ce que M. Denis avance. Quant aux cas qui se sont développés à l'intérieur de l'Hôtel-Dieu, après admission de cholériques, nous nous bornerons à faire remarquer que MM. Vastel et Le Prestre signalent aussi ces faits, mais ils se gardent bien de parler de la contagion : nous imiterons leur sage réserve.

STATISTIQUE.

Votre Commission vous présente avec confiance la statistique suivante, car elle est établie sur les rapports faits à l'Administration des hospices par les chefs de service de l'Hôtel-Dieu ; — sur les relevés de l'état civil pour la ville de Caen ; — sur l'examen minutieux de tous les faits, qui lui ont été transmis avec une obligeance si parfaite par presque tous les praticiens de la cité.

Cette statistique se compose de trois éléments.

1er ÉLÉMENT. *Cholériques de l'Hôtel-Dieu.* — Le relevé de ces malades est emprunté aux excellents rapports, faits par MM. Vastel et Le Prestre à l'Administration des hospices, et se trouve dans le compte-rendu pour l'exercice 1865.

On peut le résumer ainsi :

Hommes, dont 6 enfants.	48 cas	25 morts	23 guéris.
Femmes, dont 6 enfants.	85	41	44
	133	66	67

2e ÉLÉMENT. *Cholériques de Vaucelles.* — Le relevé de ces malades est fait principalement sur des notes très-détaillés, qui nous ont été remises par MM. Leprovost et Luard.

On peut le résumer ainsi :

Hommes.	34 cas	14 morts	20 guéris.
Femmes. . . .	66	29	37
Enfants	31	14	17
	131	57	74

3e ÉLÉMENT. *Cholériques du reste de la ville.* — Pour tous les autres quartiers ensemble, nous trouvons dans les notes qui nous ont été remises par MM. Bourienne père, Bourienne fils, Chancerel, Delangle, Faucon, Godefroy, Le Chevallier, Leclerc, Leprovost, Le Roy, Letellier, Liégard (Alfred), Liégard (Léon), Luard, Maheut, Martin, Postel, Roulland, Vautier et Viger, complétées par les renseignements transmis *officieuse-*

ment par M. Fayel, 221 cas sur lesquels 92 morts, 129 guéris (1).

En réunissant ces trois éléments, nous avons :

1° Hôtel-Dieu. . .	133 cas	66 morts	67 guéris.
2° Vaucelles . . .	131	57	74
3° Le reste de la ville	221	92	129
Total. . .	485	215	270

Ce résultat, 215 décès, est en désaccord avec le relevé des morts de l'état civil, qui n'en accuse que 200 : dont 88 hommes et 112 femmes ; mais nous ferons r emarquer que les 5 décès cholériques qui ont eu lieu avant le 12 décembre 1865 ne sont pas compris dans ce relevé ; puis que, d'après les renseignements qui nous ont été transmis par nos confrères, plusieurs décès n'ont pas été portés au nombre des cholériques dans les déclarations par eux faites. De sorte que la différence entre 200 et 215 se trouve ainsi expliquée.

Relevé du nombre de décès par paroisses, d'après l'état civil.

	Morts à leur domicile.	Morts à l'Hôtel-Dieu.	Total.
Vaucelles	42	7	49
St-Jean	19	22	41
St-Pierre	30	6	36
St-Gilles	14	8	22
St-Étienne	7	4	11
St-Sauveur	8	»	8
La Gloriette	5	1	6
St-Ouen	2	3	5
St-Julien	1	»	1
A reporter. . .	128	51	179

(1) Ajoutons que M. Wiart nous a communiqué un tableau des médicaments pris chaque jour chez M. Le Marchand pour les cholériques du Vaugueux, tableau qui nous a été très-utile.

Report.	128	51	179
Maladrerie	2	»	2
Couvrechef	8	»	8
Militaires	»	9	9
Matelot	»	1	1
Voyageur	»	1	1
Total.	138	62	200

Si nous comparons maintenant cette statistique avec celle du médecin des épidémies, nous voyons que deux éléments sont identiques, celui de l'Hôtel-Dieu et celui de Vaucelles ; que les deux autres sont dissemblables. Cherchons-en les causes :

« Dans le Vaugueux, auquel il faut joindre une partie « du quartier St-Pierre, dit l'auteur, du 24 décembre 1865 « au 15 janvier 1866, 291 personnes ont réclamé des se- « cours *pour accidents cholériques;* 62 ont succombé (p. 15). »

Voilà un élément que nous ne pouvons admettre, parce que *les accidents cholériques* ne sont pas le choléra confirmé ; parce que ces 291 personnes n'ayant pas été observées par le médecin des épidémies, n'ayant pas été indiquées par les médecins du quartier qui les ont soignées, ne présentant que 62 décès, c'est-à-dire à peine le quart des individus atteints, tandis que la mortalité moyenne déterminée par le choléra asiatique est généralement de 1 décès sur 2 malades (Briquet), n'offrent pas les garanties scientifiques suffisantes pour être portées au nombre des cholériques.

« Dans le quartier St-Jean, ajoute l'auteur, des dé- « tails statistiques précis nous font défaut. Nous croyons « rester au-dessous de la vérité en lui attribuant 35 « cas et 15 décès. »

Nous sommes surpris que dans son quartier, là où M. Denis est médecin des pauvres, il ignore aussi complètement le chiffre des individus atteints. Puis nous regrettons qu'il ne se soit pas adressé à MM. Liégard Léon et Alfred surtout, qui, ayant vu les malades, se seraient empressés de lui transmettre des détails précis.

Il en est de même pour les autres quartiers de la ville. Nous croyons, dit l'auteur, pouvoir évaluer à 30 au moins le nombre de cas et à 15 le nombre de décès. C'est encore une évaluation de fantaisie qui ne repose sur aucune base solide.

Ainsi, la statistique du médecin des épidémies est établie sur deux éléments bons et trois arbitraires. Elle ne nous présente donc pas des garanties scientifiques suffisantes pour être admises.

RÉSUMÉ GÉNÉRAL.

Statistique de M. Denis. *Statistique de la Commission.*

Éléments semblables.

	cas	morts	guér.		cas	morts	guér.
Hôtel-Dieu	133	66	67	Hôtel-Dieu	133	66	67
Vaucelles	131	57	74	Vaucelles	131	57	74
	264	123	141		264	123	141

Éléments dissemblables.

	cas	morts	guér.		cas	morts	guér.
Vaugueux et St-Pierre	291	62	229				
St-Jean	35	15	20	Le reste de la ville	221	92	129
Autres quartiers	30	15	15				
	356	92	264				
Total.	620	215	405	Total.	485	215	270

M. Denis.	620
La Commission.	485
Différence. . .	135

ÉPISODE DE LA CHARITÉ.

A l'occasion de la statistique des cholériques à l'Hôtel-Dieu, l'auteur ouvre une parenthèse pour parler de l'épidémie au couvent de la Charité. Suivons-le sur ce terrain.

Mais ici les faits sont trop graves pour que nous nous permettions de les commenter ; nous nous bornerons à les raconter.

« Préoccupé vous-même, Monsieur le Préfet, dit « M. le médecin des épidémies, des dangers que pou- « vait faire courir ce foyer épidémique, vous nous « fîtes l'honneur de nous nommer membre d'une « commission, conjointement avec M. Fontaine, adjoint « au maire de Caen, et M. le Dr Leclerc, médecin « du couvent, à l'effet de visiter les locaux occupés « par les jeunes filles et les enfants, de rechercher les « causes d'une situation si regrettable et de proposer « les moyens d'y remédier (p. 19). »

Le 17 janvier, cette Commission remplissait son mandat.

Voici le rapport de MM. Fontaine et Leclerc, qui relate les procédés de M. Denis à leur égard ; et ce qu'ils ont constaté dans leur visite au couvent de la Charité.

« Caen, le 27 janvier 1866.

« Monsieur le Préfet,

« Vous avez bien voulu, sur ma demande verbale, « me faire remettre le rapport de M. Denis-Dumont, et

« vous avez eu l'extrême obligeance d'y joindre le « mémoire de Mgr l'Évêque de Bayeux, en réponse à « ce rapport, avec autorisation de soumettre ces deux « pièces au docteur Leclerc.

« Après mûr examen, nous avons pensé, mon collègue « et moi, que, pour vous transmettre nos impressions « dans toute leur exactitude et justifier les dissidences « qui pourraient exister entre elles et ce rapport, il « convenait de rappeler les faits et d'établir l'ordre « dans lequel ils se sont accomplis.

« Le 16 janvier, vous nommiez, Monsieur le Préfet, une « Commission chargée de rechercher les causes du « développement extraordinaire de l'épidémie dans « l'établissement de la Charité.

« Le 17, à 1 heure, cette Commission remplissait son « mandat, et après 2 heures de visite et d'enquête, elle « chargeait le docteur Denis-Dumont de rédiger un « rapport *sur les bases suivantes* :

« Le développement de l'épidémie dans l'établisse- « ment n'est dû à aucune cause apparente et certaine « résultant de l'établissement lui-même.

« La propreté ne laisse rien à désirer.

« Si le régime alimentaire pouvait être une cause, « ce dont il est permis de douter, les améliorations qui « y ont été apportées depuis l'invasion de l'épidémie, « le rendent meilleur et plus sain que celui de la « classe ouvrière en général.

« Le travail imposé n'a rien d'excessif.

« Les moyens coercitifs ne peuvent nuire à la santé.

« L'inconduite, et les maladies qui en sont la suite, « paraissent favoriser le développement de l'épidémie.

« *Vœux à exprimer.* — Agrandissement et ventilation

« de plusieurs dortoirs, ou provisoirement diminution « du nombre de lits.

« Abaissement de l'ancien mur séparatif des cours « réservées aux pénitentes et de l'évêché.

« Appropriation d'une infirmerie plus vaste et plus « aérée.

« *Le* 19, *le docteur Denis-Dumont déposait son Rapport.* « Ses *Collègues n'eurent connaissance de ce Rapport que* « *plusieurs jours après et par hasard.*

« M. Leclerc et moi, Monsieur le Préfet, n'attachons à la « question de forme qu'une très-médiocre importance; « *mais ce qu'il ne nous est pas permis d'accepter, ce sont* « *des impressions et des appréciations qui ne seraient pas les* « *nôtres:* aussi, dans une parfaite communion d'idées, « avons-nous décidé, par le simple exposé des bases « sur lesquelles le rapport devait être rédigé, vous « mettre à même d'apprécier dans quelles limites nous « pouvons nous associer à celui qui vous a été présenté.

« Permettez-nous d'ajouter en terminant, Monsieur le « Préfet, que votre Commission a trouvé dans Mme la « Supérieure, et les sœurs qui l'accompagnaient, le « concours le plus bienveillant pour l'accomplissement « de sa mission.

« Nous avons l'honneur, Monsieur le Préfet, etc.

« *Signé:* E. Leclerc, Fontaine, adjoint. »

Ainsi, Messieurs, le 19 janvier, M. Denis déposait à la Préfecture, non pas le Rapport de la Commission, mais son propre Rapport, puisque ses Collègues ne l'avaient pas signé et qu'ils n'en eurent connaissance que plusieurs jours après, par hasard. Puis, le rapporteur avait présenté des appréciations qui n'étaient pas celles de la Commission.

Voilà la manière d'agir de M. Denis, envers ses collègues... Voyons maintenant ce qui doit rester des allégations qu'il reproduit encore contre le couvent, dans les termes suivants :

« Les logements destinés aux filles dites *repentantes* « sont trop petits, froids, mal éclairés, mal aérés ; les « cours sont beaucoup trop étroites pour les 150 jeunes « filles qui les habitent, et entourées de hauts murs; « le régime de ces récluses est insuffisant. Aussi, la « Commission fut frappée de cet effrayant contraste : « ici, des centaines de jeunes filles, bien logées, bien « nourries, respirant l'air de grandes cours et de vastes « jardins, sont dans un état de santé parfait; tandis « qu'à quelques pas de là, de l'autre côté du mur, « d'autres jeunes filles récluses, *sans espace*, *sans soleil*, « *épuisées par le mauvais régime ou les excès*, tombent « décimées avec une rapidité vraiment horrible. En « 14 jours, du 7 au 21 janvier, on nous en apporte 30 à « l'Hôtel-Dieu. Quelques-unes meurent trop rapide- « ment pour être transportées. — La Commission pro- « posa le seul remède efficace en pareil cas, l'*évacuation* « *immédiate de l'établissement.* Mme la Supérieure s'em- « pressa d'adopter cette mesure. Peu de faits, dans « l'histoire des épidémies, ont plaidé aussi énergique- « ment la cause de l'hygiène. »

Voilà les assertions reproduites par M. Denis ; voyons, comme nous le disions tout à l'heure, ce qui doit en rester :

Le développement de l'épidémie dans l'établissement, affirment MM. Fontaine et Leclerc, n'est dû à aucune cause apparente et certaine de l'établissement lui-même.

La propreté ne laisse rien à désirer.

Le régime est meilleur que celui de la classe ouvrière en général.

Le travail imposé n'a rien d'excessif.

Les moyens coercitifs ne peuvent nuire à la santé.

Mais il existe, *en dehors du couvent*, une cause qui leur paraît, avec raison, favoriser l'extension de l'épidémie, c'est l'*inconduite* des personnes atteintes avec toutes ses conséquences.

En effet, les filles dites *pénitentes* ont été *seules* victimes du choléra. Celui-ci en a frappé 30. — Les pénitentes *nouvellement entrées* ont présenté 19 cas de choléra, dont 9 suivis de mort. — Les pénitentes, *admises depuis longtemps*, ont présenté 10 cas de choléra et 4 décès. — La classe de la *préservation* n'a plus eu qu'*un seul cas* suivi de mort.

Enfin les *persévérantes*, qui étaient depuis *plusieurs années* dans la maison, ont joui d'une *immunité complète*.

Ne ressort-il pas, avec la dernière évidence de cet exposé, que ce sont les personnes *qui venaient de sortir du désordre*, qui étaient *affaiblies par des excès commis avant leur entrée dans le couvent de la Charité*, sur lesquelles l'épidémie a surtout sévi et devait sévir; qu'au fur et à mesure qu'un séjour de plus en plus prolongé dans le couvent a modifié leur organisation, elles sont devenues de moins en moins aptes à prendre la maladie?

Cela a même été jusqu'à l'immunité la plus complète.

M. le docteur Leclerc, médecin de l'établissement, ajoute que, dans les logements destinés aux pénitentes, la ventilation s'y fait avec facilité; que, dès avant midi, le soleil pénètre dans les cours, dans la plupart des salles et dans plusieurs dortoirs; qu'enfin, ni M. Denis, ni aucun autre membre de la Commission, n'a parlé à Mme la Supérieure de faire évacuer la maison, et que *pas une personne n'a été renvoyée par suite de leur visite.*

Voilà la vérité sur l'épidémie cholérique à la Charité.

Symptômes.

Nous ne vous présenterons point, Messieurs, un tableau même sommaire des symptômes du choléra ; parce que, dans les quatre épidémies qui ont désolé la France, la maladie a toujours été semblable à elle-même et a constamment présenté des symptômes identiques. Nous nous bornerons à vous rappeler les particularités que le choléra a offertes dans sa symptomatologie à Caen.

Vous savez que, dans la majorité des cas, c'est la diarrhée prémonitoire qui ouvre la scène : « A l'Hôtel-« Dieu, dit M. Le Prestre, pour le très-grand nombre « de nos malades, le choléra confirmé était précédé de « diarrhée simple qui, si elle eût été combattue à temps, « n'aurait pas eu, pour ces malheureux, une termi-« naison fatale (Compte moral, 1865, p. 25). » — En ville, MM. Chancerel, Liégard fils, Leprovost, Le Chevallier et Le Roy, ont aussi observé cette diarrhée prodromique.

Pour M. Le Prestre, les autres périodes n'ont pas été aussi tranchées que dans l'épidémie de 1832. C'est ainsi que, ajoute-t-il, chez un certain nombre de malades, les crampes ont fait défaut ; la cyanose a été moins intense, parfois la période algide, moins caractérisée ; mais les vomissements et la diarrhée ont été tenaces et violents ; incontestablement ils dominaient tous les autres symptômes. Enfin, dans cette dernière épidémie, la période anémique, avec prostration générale des forces, se développait avec une grande rapidité (*loc. cit.*, p. 25).

Si nous jetons un coup-d'œil sur l'exposition des symptômes faite par le médecin des épidémies, nous voyons :

Qu'il apprécie le froid des cholériques par la sensation éprouvée à l'aide de la main, sensation comparable, dit-il, à celle que donne le nez d'un chien (p. 23)... N'est-il pas regrettable qu'un professeur adjoint à l'École se soit borné à apprécier la température des cholériques, à l'aide des sensations trompeuses de la main ? S'il s'était servi du thermomètre, que les beaux travaux de MM. Andral, Bouillaud, Gavarret, Roger ont vulgarisé, au lieu de nous donner de vagues impressions, il nous aurait fourni des chiffres thermométriques. Il aurait constaté que la température centrale ne descend pas, ou très-peu, au-dessous de la normale ou même s'élève pendant l'algidité ; que la température périphérique au contraire s'abaisse d'autant plus qu'on l'explore dans des régions plus éloignées du centre. Le maximum de refroidissement se rencontrant aux mains, aux pieds, à la face et surtout à la langue.

En deuxième lieu, l'auteur pense que la matière des selles et des vomissements tient en suspension des flocons albumineux, comparés à des grains de riz, bouillis dans l'eau (p. 24).—Mais il oublie de rapporter les expériences sur lesquelles il se fonde pour établir, que ces grains riziformes ne sont qu'un agrégat amorphe d'albumine coagulée. Aujourd'hui, cette opinion est abandonnée.

L'analyse chimique démontre que la matière cholérique, traitée par l'ébullition et par l'action de l'acide nitrique, ne présente pas de précipité notable. L'acide acétique détermine un précipité blanchâtre qui indique la présence de la caséine et de la mucine. Enfin, l'examen microscopique apprend que les grains riziformes consistent en lambeaux cohérents d'épithélium intestinal, en jeunes cellules, en détritus. (CHOLÉRA, Dict. en 15 vol., t. VII, p. 398 et 399.)

Relativement à la circulation, l'auteur oublie de nous parler de l'organe central (p. 24). — « Le cœur, dit « M. Briquet, ne donne que de faibles pulsations. Notre « collègue, M. Michel Levy, et M. Bouchut, les premiers « et après eux tous les observateurs, ont constaté « l'existence d'un souffle très-doux au premier temps, « tantôt à la pointe, tantôt à la base du cœur. » (*Mémoires de l'Académie*, t. XXVIII, p. 233.)

Quant aux urines, l'auteur a oublié de rechercher la présence de l'albumine pendant la période algide, la présence du sucre pendant celle de réaction (p. 24). — « Un fait important, ajoute M. Briquet (*loc. cit.*, p. 234), « a été constaté pendant l'épidémie de 1849, par « MM. Rostan et Michel Levy : c'est la présence de « l'albumine dans les urines dès les premiers jours de « la maladie ; cette albumine, qui se trouve en assez « grande proportion, disparaît à mesure que la maladie « diminue, et reparaît sitôt qu'il y a une récidive ; notre « collègue, M. Michel Levy, a tiré de cette étude un « très-précieux élément de diagnostic et surtout de « pronostic, avantage qui est loin d'être à dédaigner « dans une maladie où les oscillations sont si nom- « breuses, et où le pronostic est si difficile à établir. »

Enfin, l'auteur a oublié d'indiquer la cause de la difficulté de la respiration ; – il a négligé de constater l'anéantissement ou la diminution du pouvoir absorbant, les altérations de la sensibilité cutanée pendant l'algidité.

Terminaisons.

Nous avons eu à Caen 215 décès. Le plus grand nombre de ces personnes atteintes du choléra ont succombé pendant la période algide ; les autres pendant celle de la réaction, soit dans un état typhoïde, soit dans un état anémique avec prostration générale des forces (M. Le Prestre), soit à la suite d'accidents pectoraux (M. Chancerel) ; soit dans un état asphyxique (M. Leprovost) ; soit à la suite d'irritations intestinales, qui, dans 4 cas, dont 1 dû à M. Léon Liégard, et les 3 autres à M. Leprovost, ont donné lieu à des hémorrhagies par l'anus.

Il s'est terminé, dans 270 cas, d'une manière heureuse ; alors les accidents caractéristiques ont disparu successivement, le plus souvent rapidement, quelquefois lentement, pour faire place à l'état normal.

Durée.

Si, pour apprécier sa *durée* quand il s'est terminé d'une manière fatale, nous réunissons les 25 décès du service des hommes à l'Hôtel-Dieu aux 48 indiqués par M. Leprovost, à Vaucelles, on trouve :

Hôtel-Dieu.	Vaucelles.	Total.		
14	22	36	ont succombé le	1er jour.
3	8	11	—	2e —
2	4	6	—	3e —
1	3	4	—	4e —
1	7	8	—	5e —
1	»	1	—	6e —
2	1	3	—	7e —
»	1	1	—	8e —
1	»	1	—	11e —
»	1	1	—	12e —
»	1	1	—	14e —
25	48	73		

Voilà la durée pour ceux qui ont succombé ; quant à ceux qui ont guéri, les hommes ont, suivant M. Vastel, en général passé très-rapidement du danger extrême à un état très-satisfaisant, et pouvant être regardé comme un commencement de convalescence. Pour les femmes, ajoute M. Le Prestre, nos malades ont présenté une convalescence pénible, accidentée, et dont le caractère principal était l'anémie (*Loc. cit.*).

Diagnostic.

Vous savez tous, Messieurs, que le choléra épidémique ne procède pas comme le choléra sporadique : son approche est, en général, annoncée longtemps à l'avance et les progrès de son extension font pressentir une invasion prochaine ; c'est, du moins, ce qui a eu lieu pour les quatre épidémies. De plus, à Caen, seize faits isolés et disséminés ont précédé le développement de l'épidémie ; puis, celle-ci constituée, la gravité et la simultanéité des cas, les caractères si tranchés de la maladie, etc., ont permis à tous de la reconnaître dès le principe. Nous n'insisterons donc pas sur le diagnostic du choléra épidémique.

Pronostic.

« Autrefois, dit l'auteur, p. 22, à peine la moitié « des cholériques échappaient à la mort ; les 2/3 guérissent aujourd'hui. » C'est sans doute pour parvenir à ce *résultat si désirable*, qu'il a admis dans sa statistique les *accidents cholériques* du quartier du Vaugueux. Malheureusement nos chiffres ne sont pas aussi consolants ; sur 485 cas, nous comptons 215 décès. Mais ce résultat, qui nous semble plus en rapport avec la réalité, est confirmé par M. Briquet, qui dit : (*Mémoires*, p. 241) que « le chiffre de la mortalité, dans « l'épidémie de 1849, a été en moyenne d'*un décès sur* « *2 malades*, en excluant les cas de simple cholé- « rine (1) ; » par M. Monneret, qui, dans son ouvrage publié en 1866, ajoute : « En général, le choléra tue « dans la proportion de 50 °/₀ et même de 75 °/₀ ; » enfin par le Dict. en 15 vol. publié en 1867, qui dit : « Le choléra donne en général une mortalité de 1 sur « sur 2 personnes atteintes. »

Si nous comparons maintenant le chiffre de la mortalité dans les quatre épidémies qui ont visité notre cité, nous voyons :

En 1832	91 décès.
En 1849	106 —
En 1854	74 —
En 1865-1866 . . .	215 —

Ce sont donc les épidémies de 1849, et surtout celle de 1865-1866, qui ont été les plus douloureuses.

Anatomie pathologique.

Pour des raisons faciles à comprendre, aucune autopsie n'a été pratiquée en ville ; voyons à l'Hôtel-Dieu,

(1) Par M. Fabre, qui, en 1854, dans son *Traité sur le choléra morbus*, dit : « La gravité du choléra est tellement connue, que nous « croyons inutile d'insister sur ce point. La mortalité a été partout « de la moitié des sujets atteints et quelquefois, comme à la Salpé- « trière, en 1849, des 2/3 (p. 80). »

Par M. Grisolle, qui écrit en 1861, dans sa *Pathologie* : « Le cho- « léra asiatique est une maladie très-grave et qui a exercé de grands « ravages partout où elle a sévi, puisqu'elle a communément fait « périr la moitié de ceux qu'elle a atteints (t. I, p. 802, 8e édit.). »

seul endroit où il soit permis d'en faire, celles qui sont relatées.

« La seule ouverture cadavérique pratiquée pendant « le cours de l'épidémie a été faite par nous, dit l'au-« teur, en présence des élèves à l'Hôtel-Dieu, le 20 jan-« vier. Aucun des élèves, présents n'a été atteint (p. 32). »

Vous le voyez, Messieurs, l'auteur est tellement dominé par l'idée de la contagion possible du choléra, que sur 66 décès il ne pratique qu'une seule autopsie: encore s'empresse-t-il de rassurer sur le sort des élèves qui, selon lui, ont été exposés à un si grand danger..... Pour qui donc écrit-on ? Ce n'est assurément pas pour des médecins ! Est-ce que nous ne savons pas que des autopsies de cholériques ont été faites à Paris et à Marseille par centaines ; que M. Briquet, lui seul, en a fait 72 en 1849, et qu'à l'heure qu'il est, cet honorable académicien se porte encore à merveille ? N'insistons pas, Messieurs, et recherchons si, dans *cette seule ouverture*, le médecin des épidémies a confirmé les découvertes acquises.

L'auteur n'indique pas la *température* des cadavres qui, comme tout le monde l'a observé, perdent lentement leur chaleur. Il ne parle pas de ces *mouvements spontanés* que l'on voit s'opérer dans les diverses parties mobiles et qui ont excité la surprise de tous ceux qui les ont notés. Et cependant, en 1854, M. Vastel a vu sur un cadavre la mâchoire inférieure s'abaisser et s'élever ; en 1865, à l'Hôtel-Dieu, on a aperçu d'autres mouvements ; enfin, dans la dernière épidémie, M. Bourienne relate, qu'à Couvrechef, la femme Bouillon les a remarqués sur son mari qui venait d'expirer. — « Un phénomène à peine « indiqué dans l'unique autopsie, et qui frappe le plus « dans les ouvertures, c'est l'*injection des vaisseaux ca-« pillaires :* aussi est-il devenu un caractère du choléra,

« Par suite de cette injection, toutes les parties inté-« rieures d'un cadavre cholérique sont d'une teinte « rouge plus ou moins foncée et quelquefois d'une « couleur noire. » (Briquet, *Mémoires de l'Académie*, t. XXVIII, p. 246.)

« La psorentérie, cette lésion caractéristique et con-« stante du choléra qui, au bout de 24 heures, est « représentée par des vésicules remplies d'une liqueur « visqueuse, grisâtre, à odeur fade, » est à peine ébauchée. « Une éruption de petits corps blancs-rougeâtres, « dit l'auteur, tout-à-fait comparables à des follicules « muqueux hypertrophiés, donne à la muqueuse du « petit intestin un aspect granulé tout-à-fait spécial. » (P. 33.)

L'état des villosités intestinales est passé sous silence; cependant elles sont le plus souvent dépouillées de leur épithélium (Dict. en 15 vol., p. 443).

Enfin, le médecin des épidémies parle du *choléra sec* (p. 27). Il est à regretter qu'il n'ait pas songé à faire une seconde ouverture. Il aurait pu vérifier ainsi l'exactitude des assertions suivantes : — « Dans les cas ex-« ceptionnels, désignés sous le nom de choléra sec, où « les évacuations manquent tout-à-fait, les matières « diarrhéiques restent accumulées dans les intestins. « Les cas de choléra sec sont précisément ceux où l'in-« testin renferme le plus de liquide (Dict. en 15 vol., « p. 388 et 451).

Traitement.

« Autant les prescriptions de la science ont de pou-« voir pour prévenir la maladie, dit M. Briquet, autant « leur influence est faible quand il s'agit de la com-

« battre dès qu'elle s'est développée (*loc. cit.*, p. 252). » Il faut donc s'occuper plus que jamais de sa prophylaxie.

Nous ne vous parlerons point, Messieurs, des mesures à prendre pour circonscrire le choléra dans l'Inde ou pour l'empêcher de venir jusqu'à nous. Nous nous bornerons à vous rappeler les moyens qui ont pour but de préserver la localité et l'individu avant le développement de l'épidémie, ou lorsque son influence a commencé à se faire sentir. Dans cette exposition, nous reproduirons ici brièvement les instructions *relatives aux précautions à prendre en temps de choléra*, rédigées au nom du Conseil d'hygiène par une Commission dont notre confrère faisait partie et dont M. Le Chevallier était rapporteur.

Pour préserver la *localité*, on a recours à des mesures d'hygiène publique, qui se résument la plupart dans le mot *assainir*. Ainsi, il faut veiller à la propreté des rues, des égouts, des abattoirs ; — prévenir les trop grands rassemblements lors des foires et marchés ; — vérifier les denrées alimentaires ; — publier des prescriptions sévères concernant les débits de boissons ; enfin, pratiquer des visites domiciliaires pour faire assainir les habitations, etc.

Quant aux moyens préventifs qui regardent *les individus* : — Si le logement ne peut être spacieux, qu'il soit au moins bien aéré et propre. — Les vêtements seront suffisamment chauds et propres. L'usage de la laine sur la peau, au moins d'une ceinture de même tissu est une précaution utile. — Les aliments dont la digestion est difficile, ceux qui provoquent la diarrhée, et surtout ceux que repousse particulièrement chaque idiosyncrasie seront évités avec soin. On conservera au contraire le régime jusque-là favorable à la santé, sauf à l'améliorer s'il y a lieu. Sous le rapport de la quantité des aliments, rester à chaque repas un peu sur son appetit.—L'usage modéré du vin, du bon cidre, *bien paré*, du café avec ou sans une faible quantité d'eau-de-vie ou de rhum, peut être favorable à quiconque en a l'habitude ; mais il faut s'abstenir des boissons froides, surtout des excès alcooliques (au nombre des alcooliques on doit ranger les liqueurs dites anticholériques).—Les personnes atteintes de troubles du tube digestif devront suivre le traitement approprié à leur maladie avec plus de soin que jamais, et s'astreindre à un régime alimentaire sévère, si elles ne veulent point être de préférence prises par la maladie épidémique. — L'administration des médicaments irritants du tube digestif sera surveillée. — Enfin, il faut éviter les excès de travail, de marche, de tout genre ; fuir les émotions pénibles, ne pas s'abandonner à une crainte exagérée.

Tels sont les moyens qui permettent de soustraire l'économie à l'influence du mal ; occupons nous maintenant de ceux qui peuvent arrêter le développement de la maladie lorsque son influence a commencé à se faire sentir.

Il faut pratiquer des visites préventives pour découvrir ceux qui sont atteints de troubles digestifs et surtout de la diarrhée prémonitoire. Cette mesure est de la plus grande importance. En effet, sur plus de 43,000 malades ainsi découverts à Londres, et soignés à temps, 52 seulement ont succombé et furent atteints du choléra grave, malgré ce traitement (Barth et Briquet, t. XXVIII, *Mémoires*, p. 256). Nous nous en sommes bien trouvés sur la paroisse St-Étienne.

Autour des malades, instituer une grande propreté, une ventilation bien établie ; surtout pas d'encombrement de personnes. Qu'on jette rapidement leurs déjections, en y ajoutant du sulfate de fer; qu'on lave avec le plus grand soin leur linge; qu'on ne fasse pas de longs séjours dans leur chambre; qu'on se relaye souvent auprès d'eux pour aller respirer un air pur dans les intervalles. Enfin, qu'on transporte les cadavres dans des lieux spéciaux, si cela est possible; qu'on les enterre à une profondeur suffisante.

Parmi les lacunes que présente l'exposé de la prophylaxie de l'auteur, nous n'en signalerons qu'une qui est très-importante. Le médecin des épidémies a parlé, en décrivant les causes, de la *contagion*; mais il a oublié d'insister sur la *distinction fondamentale et essentiellement pratique* établie par ceux qui partagent son opinion, entre le *séjour prolongé* dans une atmosphère cholérique et le *contact passager*. « Le premier est périlleux, ajoute « M. Briquet, le deuxième est presque *innocent*. On peut, « sans crainte, s'approcher d'un cholérique, lui prodiguer tous les soins qu'inspirent l'amitié et le devoir; « mais la prudence exige qu'on ne séjourne pas constamment plus de huit à dix heures dans son atmosphère sans se retremper dans une atmosphère différente pendant un temps au moins aussi long. Un « cholérique n'est donc pas semblable à un lépreux. « Ce n'est point nous qui traçons autour de son lit ce « cercle de terreur que l'égoïsme n'ose franchir. « Nous ne serons point le complice de ces stupides « préjugés qui ont fait fuir, comme de timides troupeaux, les populations hors de leurs villages, abandonnant les malades et les mourants. Notre doctrine, « au contraire, rassurera les timides et les égoïstes; et « en donnant au dévouement la prudence pour compagne, elle diminuera ses périls sans rien enlever à « sa grandeur. » (*Traité du choléra*, p. 509.)

Traitement curatif. — Nous nous bornerons à indiquer ici les principaux moyens consignés dans les notes qui nous ont été remises. Dans la période prodromique, la diète, les boissons douces et astringentes, les lavements opiacés, le diascordium en pilules, mis en usage par M. Le Prestre, ont été généralement suivis de succès (*Compte moral*, 1865, p. 25).

Dans la 2e période, dite phlegmorrhagique, on a généralement combattu les vomissements par la glace et l'eau de Seltz. M. Leclerc se loue de l'emploi de l'Ipéca, qui avait pour effet de susciter une réaction générale, qui contrebalançait heureusement les ravages imminents de l'hyposthénisation. M. Léon Liégard a employé avec avantage le laudanum uni à l'éther. — La diarrhée tenace et répétée a été combattue avec succès par M. Le Prestre, à l'aide des lavements laudanisés, réitérés jusqu'à cinq fois par jour. Dans quelques cas, la décoction concentrée de ratanhia, avec addition d'acide tannique ou d'alun, soit en suspension, soit en solution, a été substituée avec un grand avantage aux opiacés, qui ne répondaient plus à son attente (*loc. cit.*, p. 26). M. Chancerel ajoute que la décoction concentrée de ratanhia en lavement, additionnée de laudanum, a presque toujours arrêté la diarrhée et lui a rendu de grands services.

Dans la *période algide*, c'est aux frictions irritantes et multipliées, aux caloriques artificiels, aux bains de vapeur simples et aromatiques dans le lit même du moribond; aux boissons stimulantes, infusion aromatique de thé, de sauge, de menthe, mélangées avec *modération* d'eau-de-vie de rhum, qu'il faut s'adresser, disent MM. Le Prestre et Chancerel. Les sinapismes n'ont rendu que très-peu de services au chirurgien de l'Hôtel-Dieu (*loc. cit.*, p. 25 et 26).

Enfin, lors de la réaction, les accidents déterminés par des congestions encéphaliques, pulmonaires, étaient combattus par les moyens ordinaires.

Tous nos malades, ajoute M. Le Prestre en terminant, ont présenté une convalescence pénible, accidentée, et dont le caractère principal était l'anémie ; c'ést alors que les cordiaux, les toniques sous toutes les formes, le quinquina, le vin de Malaga, les préparations ferrugineuses, un régime alimentaire approprié aux forces digestives, étaient mis en usage et assuraient le succès (*loc. cit.*, p. 26).

En dehors de ce traitement, que l'on peut appeler classique, nous avons à vous signaler une autre méthode, dont M. Liégard père avait déjà entretenu la Société en mars 1866. « Cette méthode consiste principalement dans l'emploi de paquets de 40 centigrammes de calomel et de 25 centigrammes de scammonée, administrés de 1/2 heure en 1/2 heure, jusqu'à ce que les évacuations riziformes deviennent de plus en plus colorées et de moins en moins abondantes. M. Denis, c'est toujours M. Liégard qui parle, fut alors par moi pris à témoin de l'efficacité de cette méthode : je lui rappelai qu'un soir je l'avais conduit rue Coupée, n° 18, dans la famille d'un cordonnier, dont la fille déjà froide et presque sans pouls, fut ramenée par ce traitement, en moins de 12 heures, à la chaleur et à la convalescence ; et dont la femme enceinte de 7 mois, déjà froide et cyanosée, fut ramenée à la chaleur par les efforts provoqués par la poudre d'Ipéca, puis guérie d'une diarrhée riziforme et conduite à la convalescence sans avortement, par les paquets de calomel et de scammonée. Mes observations ont été recueillies dans

« les différentes rues de la paroisse St-Jean, dont je « soigne la plus grande partie des pauvres malades. « M. Liégard est donc étonné de ne pas trouver trace « de cette méthode dans le travail de notre confrère. »

Ainsi, Messieurs, au point de vue scientifique, le travail du médecin des épidémies présente des inexactitudes et des lacunes considérables ; voyons si, au point de vue moral, il a été plus heureux.

La lecture du rapport de M. Denis démontre que l'auteur a eu principalement pour but de mettre sa personnalité en relief. En effet, *au point de vue moral*, son travail peut être divisé en deux parties : — le choléra dans les campagnes ; — le choléra à Caen.

En dehors de notre ville, quoique quelques confrères soient oubliés (1), l'auteur veut bien reconnaître que tout le monde a fait son devoir. Il est même certaines localités où des dévouements exceptionnels se seraient produits. Aussi les signale-t-il avec une complaisance que nous voulons croire désintéressée. A Grandcamp, par exemple, après avoir indiqué que MM. les docteurs Droulon, Couillard, Fouchard, Jouet gravitaient dans son orbite et lui prêtaient un concours empressé, il cite tout le monde : maire, clergé, religieuses. Il signale entre tous, et c'est justice, M. André (Jean), dont l'activité et le zèle intelligent rendit *la présence* CONSTANTE *d'un docteur moins indispensable*. Enfin. . . . .

. . . .

. . . .

(1) Nous citerons le Dr Fouques, qui n'a cessé un seul jour de prodiguer ses soins aux cholériques de Bretteville-sur-Laize (village du Beffeux).

Là, notre confrère a été guidé par un sentiment facile à comprendre. Pourquoi n'a-t-il pas toujours agi ainsi ?

Si de Grandcamp nous venons à Caen, qu'y trouvons-nous ? D'abord le silence sur un grand nombre des personnes qui se sont dévouées avec tant d'abnégation au soulagement des cholériques.

Puis le silence sur presque tous les membres du corps médical. Et cependant, au milieu de ces épreuves si difficiles, les médecins ont su s'élever à la hauteur de leur tâche ; les élèves en médecine, marchant sur les traces de leurs maîtres, les ont vaillamment secondés. Les autorités l'ont reconnu et ont obtenu : — pour l'un de nos collègues, une décoration qu'on peut comparer à ces croix attachées au drapeau d'un régiment qui a fait bravement son devoir ; — pour deux autres confrères, le titre d'officier d'académie — pour plusieurs élèves, la remise des droits universitaires.

Ce sont là des actes qui honorent la profession ! Pourquoi l'auteur ne les a-t-il pas rappelés ?

C'est, répond-il, parce que son rapport étant adressé à M. le Préfet, celui-ci connaissait le dévouement dont avait fait preuve le corps médical et qu'il était inutile de le lui rappeler. Si le rapport du médecin des épidémies avait dû rester entre les mains de M. le Préfet, il aurait été excusable, et nous ne nous en serions point inquiétés. Mais il est déjà transmis à l'Académie de médecine ; il sera déposé dans les archives du Conseil d'hygiène, et nous devons penser aux conclusions que les membres de l'Académie et nos successeurs au Conseil d'hygiène pourront en tirer. Du reste, Messieurs, n'insistons pas davantage sur ce pénible sujet : la protestation unanime de tout le corps médical a suffisamment fait justice des procédés de M. Denis.

Ajoutons cependant que l'auteur dit qu'il a été chargé, *pendant plusieurs semaines*, de suppléer, dans le service des femmes, M. Le Prestre (p. 16). — Cela est inexact. Remplissant à l'Hôtel-Dieu des fonctions secondaires, placé sous la direction du médecin et du chirurgien en chef, et, en leur absence, sous celle des médecins et chirurgiens adjoints, il a dû rester à sa place et n'a pu usurper celle de personne. Si M. Le Prestre s'était absenté *pendant plusieurs semaines*, ce qu'il n'a pas fait, la direction de son service revenait à l'un des chirurgiens adjoints. Et ceux-ci n'auraient pas manqué d'occuper un poste moins dangereux qu'il ne veut le faire croire, et qui leur appartenait. Ce que nous avançons est si vrai que, dans leur rapport officiel sur l'épidémie, à l'Hôtel-Dieu, adressé par MM. Vastel et Le Prestre à l'Administration des hospices, le nom de M. Denis n'est pas même cité.

Pardonnez-nous, Messieurs, la vivacité de cette discussion ; mais nos sentiments les plus intimes ont été tellement froissés par l'ardeur de notre confrère à se placer au premier rang ; par le silence si inexplicable qu'il a gardé sur le dévouement des médecins, que nous avons dû rétablir les faits, afin de prouver que, *nous aussi*, nous avions rempli notre devoir.

En dehors du corps médical que d'autres dévouements ne se sont pas produits !

Les autorités, à tous les degrés, les membres de l'Administration des hospices, par leur calme attitude, par leur tendre sollicitude envers les victimes, par leurs visites répétées, ont donné à tous un exemple qui restera gravé dans la reconnaissance populaire.

Le clergé, animé d'un véritable dévouement apostolique, a montré, comme il le fait du reste en toute circonstance, un zèle au-dessus de tout éloge ! Nous savons que la vertu doit être modeste et pour ainsi dire ignorante d'elle-même. Cependant nous serions coupables d'indifférence et d'ingratitude, si nous ne signalions un nom qui, lors de l'épidémie, était dans toutes les bouches, celui de l'abbé Révérony, dont tout le monde a admiré la noble conduite à Vaucelles.

Aux religieuses de l'Hôtel-Dieu et de la Miséricorde, dont le médecin des épidémies a signalé le zèle et l'abnégation, nous sommes heureux d'ajouter celles de la Providence, de St-Vincent-de-Paul, de la Charité, qui, elles aussi, étaient à tous les chevets, donnant leurs soins avec leur dévouement habituel, ayant pour tous des paroles affectueuses, des encouragements et de divines espérances.

A côté des sœurs de la charité, que d'auxiliaires de bonne volonté ont acquis des droits à la reconnaissance publique. Nous voudrions citer les noms de toutes les personnes dont le dévouement est venu en aide aux victimes avec un si rare empressement. Dans l'impossibilité où nous sommes de le faire, nous nommerons seulement Mme Lesueur et une humble ouvrière, Mlle Berthe, qui se sont multipliées, dévouées sans relâche à Vaucelles.

Enfin, Messieurs, la population tout entière, dominée par les mêmes sentiments, a, par une souscription volontaire, pourvu amplement à tous les besoins.

Voilà des actes qui honorent toute une ville et que nous devions disputer au silence de notre confrère. Car le bien doit être proclamé partout où on le trouve, non-seulement pour l'honorer mais encore pour le propager.

Nous croyons vous avoir démontré, Messieurs, que le rapport du médecin des épidémies, considéré au point de vue scientifique, présente des inexactitudes et des lacunes regrettables, et que, considéré au point de vue moral, il garde un silence inexplicable sur presque tous les dévouements qui se sont produits. De plus, nous croyons vous avoir présenté l'histoire de l'épidémie de 1865-1866, aussi vraie et aussi complète que l'ont permis les documents qui nous ont été transmis.

Nous avons donc fini, il ne nous reste plus qu'à vous proposer de confirmer votre premier vote en votant l'impression de ce Rapport.

A. MARTIN, *Président.* BOURIENNE, *Secrétaire.*

ROULLAND. MAHEUT.

LE ROY, *Rapporteur.*

Ce Rapport a été lu à la Société de Médecine, dans la séance du 3 mars 1868. — Étaient présents : MM. Martin, président; Bourienne, secrétaire; Liégard (Alfred), Liégard (Léon), Le Petit, Le Chevallier, Chancerel, Denis, Le Prestre, Leclerc, Leprovost, Wiart, Auvray, Faucon, Roulland, Maheut, Postel, Gautier et Le Roy.

Les conclusions proposées par la Commission ont été adoptées à l'unanimité des membres présents, moins la voix de M. Denis.

De plus, la Société a décidé, d'accord avec M. Denis, que la Commission, à laquelle elle transmettait tous ses pouvoirs, entendrait le médecin des épidémies dans ses observations, et, qu'après les avoir appréciées, elle modifierait son Rapport si elle trouvait juste et convenable de le faire.

Du 3 au 10 mars le Rapport de la Commission, confié au Secrétaire de la Société, a été mis à la disposition de M. Denis.

Le 10 mars la Commission s'est réunie. Là, M. le Président a donné la parole à M. Denis pour qu'il présentât ses observations sur le travail de la Commission.

Le médecin des épidémies a demandé deux modifications : — la première touchant l'épisode de la Charité, — la deuxième concernant une phrase qui pouvait avoir quelque chose de personnel.

La première modification demandée par M. Denis a été rejetée, parce que la relation de l'épisode de la Charité faite par la Commission est basée *sur des pièces officielles*, et que M. Denis *n'a produit aucun document qui pût l'infirmer.* — La deuxième lui a été accordée à titre gracieux : la phrase signalée par lui a été supprimée.

Interpellé ensuite pour savoir s'il avait d'autres observations à présenter, *M. Denis a répondu qu'il n'en avait aucune !*

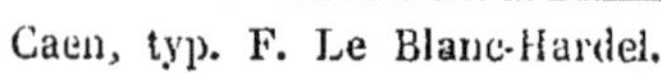

Caen, typ. F. Le Blanc-Hardel.

www.ingramcontent.com/pod-product-compliance
Ingram Content Group UK Ltd.
Pitfield, Milton Keynes, MK11 3LW, UK
UKHW012112240726
13965UKWH00004B/1729

9 782013 037594